AF401470

COURS

DE

MÉDECINE COMPARÉE

PAR

P. RAYER

MEMBRE DE L'INSTITUT (ACADÉMIE DES SCIENCES) ET DE L'ACADÉMIE IMPÉRIALE DE MÉDECINE,
Professeur et doyen de la Faculté de médecine de Paris
Médecin ordinaire de l'Empereur, etc.

INTRODUCTION

PARIS

J.-B. BAILLIÈRE ET FILS

LIBRAIRES DE L'ACADÉMIE IMPÉRIALE DE MÉDECINE
Rue Hautefeuille, 19.

<table>
<tr><td>Londres</td><td>New-York</td></tr>
<tr><td>Hippolyte Baillière, 219, Regent street</td><td>Baillière brothers, 440, Broadway</td></tr>
</table>

MADRID, C. BAILLY-BAILLIÈRE, PLAZA DEL PRINCIPE ALFONSO, 16.

1863

COURS

DE

MÉDECINE COMPARÉE

INTRODUCTION

Paris. — Imprimerie de E. Martinet, rue Mignon, 2.

COURS

DE

MÉDECINE COMPARÉE

PAR

P. RAYER

MEMBRE DE L'INSTITUT (ACADÉMIE DES SCIENCES) ET DE L'ACADÉMIE IMPÉRIALE DE MÉDECINE,
Professeur et doyen de la Faculté de médecine de Paris
Médecin ordinaire de l'Empereur, etc.

INTRODUCTION

PARIS

J.-B. BAILLIÈRE ET FILS

LIBRAIRES DE L'ACADÉMIE IMPÉRIALE DE MÉDECINE
Rue Hautefeuille, 19.

Londres | **New-York**
Hippolyte Baillière. 219, Regent street | Baillière brothers, 440, Broadway

MADRID, C. BAILLY-BAILLIÈRE, PLAZA DEL PRINCIPE ALFONSO, 16.

1863

J'avais espéré pouvoir ouvrir mon cours de médecine comparée dans ce semestre; mais, absorbé par les devoirs multipliés du décanat, il me restait encore plusieurs parties du cours à revoir et à élaborer.

C'est un retard que je regrette. Je ne veux pas du moins que cet intervalle soit absolument perdu pour la chaire nouvelle et pour les élèves.

Je rassemble et j'accrois, chaque jour, une collection de pièces relatives aux maladies de l'homme et des animaux. Cette collection deviendra une ressource précieuse pour l'enseignement.

Je publie la première leçon comme une sorte d'*Introduction* propre à donner une idée générale du cours tel que je le conçois. Inaugurer un enseignement est toujours œuvre laborieuse; je fraye la route à ceux qui me suivront, car la médecine comparée entrée dans l'enseignement, n'en sortira plus.

Paris, avril 1863.

RAYER.

1

COURS

DE

MÉDECINE COMPARÉE

PREMIÈRE LEÇON.

SOMMAIRE.

DÉFINITION DE LA MÉDECINE COMPARÉE : — Son domaine étendu à tous les êtres organisés. — La médecine comparée emprunte ses éléments à la pathologie comparée et à la pathologie expérimentale. — Ce qui distingue ces deux parties de la science. — Leur concours indispensable.

PATHOLOGIE COMPARÉE : — Premières remarques d'Hippocrate. — Observations curieuses de Galien. — Impulsion de Stahl et de Blumenbach. — Travaux spéciaux de Brunner, de Nebel, de Bergmann, etc. — Impulsion nouvelle donnée par Heusinger. — Influence salutaire des Académies : la Société royale de médecine de Paris, la Société batave, l'Académie de Berlin. — Travaux spéciaux d'un grand nombre de savants sur plusieurs maladies des animaux transmissibles à l'homme. — Sur les parasites végétaux et animaux.

PATHOLOGIE EXPÉRIMENTALE : Son concours dans la médecine comparée. — Expériences de Lower, de Baglivi, de van Swieten. — Travaux de Magendie, de M. Flourens, de M. Claude Bernard, etc.

PLAN DU COURS DE MÉDECINE COMPARÉE : semestre d'été 1863. — Des maladies des animaux transmissibles à l'homme.

La première obligation d'un professeur chargé d'enseigner une matière sur laquelle il n'a pas encore été fait de leçons, et que le progrès des recherches amène à maturité, est de donner une idée nette et précise du cours qu'il entreprend.

J'ai à montrer comment sont nées les études de pathologie comparée et de pathologie expérimentale, comment elles sont devenues un élément nécessaire de cette médecine moderne qui s'appuie sur l'ensemble de la biologie, et comment, ramenées à un but commun, elles constituent la médecine comparée.

L'homme n'est pas le seul être de la création qui soit malade ; tout ce qui est fait de substance organisée est en proie aux causes morbifiques internes ou externes. Il n'est personne que ne frappe, tout d'abord, la puissance théorique, abstraite, d'une telle conception d'ensemble qui embrasse tous les tissus vivants dans leur conflit avec toutes les lésions. Soit que, partant de l'homme, certaines conditions qu'il offre au degré suprême, servent d'explication aux cas inférieurs ; soit que, remontant des cas inférieurs, on trouve dans leur simplicité l'interprétation des complexités supérieures ; toujours est-il que les enchaînements, les transitions, les passages, montrent, sous toutes les formes, les réactions de la substance vivante contre les actions qui tendent à en altérer, à en dissoudre l'économie.

La pathologie, on le sait, n'est pas autre chose que la physiologie, qui se modifie sous l'influence des causes perturbatrices ; la pathologie comparée est donc l'appendice et le complément de la physiologie comparée. Rien ne montre plus la constance et la grandeur des lois qui président au monde organique, que de voir, dans toute la série, ces lois se modifier, non s'anéantir, rester les mêmes dans leur essence, se différencier dans les accessoires, et se conformer, sans se dénaturer, aux exigences des conditions spéciales de texture et de fonction. Il y a maintenant bien près de trente ans que j'entrai dans ces graves et belles études, et je ne puis m'empêcher, en ce moment même, de me laisser captiver encore à l'intérêt et à la fécondité de la doctrine dont j'essaye de donner une idée sommaire.

La pathologie comparée, science de même nature que la physiologie comparée, offre un degré de complication de plus, en est le complément nécessaire et importe à la connaissance totale et vraie de l'être vivant.

Tandis que la pathologie comparée étudie les maladies naturelles, la pathologie expérimentale étudie les maladies artificielles. Elle consiste en états particuliers que l'on crée, chez les animaux, soit en leur faisant subir certaines lésions, soit en les soumettant à l'action des poisons ou des venins; soit en étudiant sur eux l'effet des substances médicamenteuses. A la vérité, on peut dire que, se faisant sur des animaux, la pathologie expérimentale rentre dans la pathologie comparée ; mais comme elle est purement artificielle, si elle n'avait pas été signalée à part, on aurait pu ne pas la comprendre sous ce titre.

Le problème se pose autrement dans la pathologie expérimentale que dans la pathologie comparée. Pour celle-ci, le problème est de former un cadre nosologique qui mette dans le meilleur rapport les causes morbifiques, les lésions de texture et les altérations de fonctions ; dans celle-là, le problème est de donner à une expérience pathologique sa vraie signification, et, dans les actions et réactions qui se croisent, de trouver la réponse précise à la question que l'expérimentation a faite (1).

La pathologie comparée et la pathologie expérimentale étant définies, la définition de la médecine comparée ressort d'elle-même : c'est, du moins dans cette école uniquement consacrée aux souffrances de l'humanité, la médecine de

(1) C'est à la pathologie expérimentale qu'on peut surtout appliquer cette pensée d'Hippocrate : «*L'expérience est trompeuse*» ; pensée profonde que Fontana, l'un des plus habiles expérimentateurs des temps modernes, a exprimée à son tour dans son *Traité sur le venin de la vipère*, en disant : « J'ai fait plus de 6000 expériences, j'ai fait mordre plus de 4000 animaux, j'ai fait usage de plus de 3000 vipères, et je puis m'être trompé. » (Fontana, *Traité sur le venin de la vipère, sur les poisons américains, sur le laurier-cerise*, etc., 2 vol. in-4. Florence, 1781.)

l'homme considérée dans ses rapports avec la médecine des animaux et agrandie et éclairée par elle. Il s'agit donc, pour en créer l'enseignement, et pour satisfaire au programme, de choisir, dans la pathologie comparée et dans la pathologie expérimentale, un ensemble de faits et de doctrines qui élargissent la base de la pathologie humaine. La nouvelle chaire est le lieu d'exposition et de discussion de tout ce qui, dans l'étude pathologique des animaux, peut profiter à l'étude pathologique de l'homme. A ce point de vue, on y chercherait à tort un système nosologique, mais on y trouvera une réunion d'éclaircissements devenus indispensables. Ce que la pathologie des animaux nous présente d'assez élucidé pour être applicable, nous l'accueillons ; ce qui n'a, du moins encore, ni portée ni lumière, nous le délaissons. Le nœud du cours est l'utilité pour la médecine humaine ; le fondement est la doctrine aussi élevée que positive fournie par la comparaison et par l'expérimentation, chez les animaux.

L'objet de ce cours étant ainsi nettement défini, et l'usage perpétuel qu'on y fait de la pathologie comparée et de la pathologie expérimentale étant établi, il ne sera pas hors de propos de donner une esquisse de l'histoire de la pathologie comparée, dont les rudiments sont anciens, mais dont la constitution est toute récente. Il est instructif de la voir se dégager du bloc où elle est enfermée, à mesure que l'esprit humain étend les observations positives et atteint les hautes généralités.

Pour la médecine comparée, comme pour toutes les branches des connaissances médicales, il faut, pour en trouver l'origine, remonter aux œuvres d'Hippocrate, toujours dignes d'être méditées. Deux citations montreront comment, à défaut des données si puissantes de l'anatomie de l'homme, il interroge celles que peuvent fournir les observations faites sur les animaux. Dans un passage relatif aux luxations, en parlant de la facilité ou de la difficulté des réductions et des récidives : « Il importe, » dit-il, de remarquer que les constitutions diffèrent gran- » dement quant à la facilité avec laquelle les luxations se » réduisent.... Ce qui constitue la différence la plus consi- » dérable, c'est l'attache formée par les ligaments, qui est » extensible chez les uns, rigide chez les autres.... L'habi- » tude du corps n'est pas non plus sans influence : dans les » hommes dont les membres sont en bon état et charnus, » la luxation est plus rare et plus difficile ; viennent-ils à » perdre de leur embonpoint, alors la luxation est plus » fréquente et la réduction plus aisée. Considérez les bœufs : » ils se luxent surtout les cuisses quand ils sont le plus amai- » gris. D'ailleurs le bœuf a l'articulation de la cuisse naturel- » lement plus lâche que ne l'ont les autres animaux, et, pour » cette raison, il tourne plus que les autres le pied en » marchant, surtout quand il est maigre et vieux : tous ces » motifs font que le bœuf est plus exposé aux luxations (1). »

La pensée de chercher à corroborer des faits observés chez l'homme par des observations faites sur le bœuf m'a paru se trouver dans ce passage, bien que le fait de la plus grande fréquence des luxations chez le bœuf indiqué par Hippocrate soit inexact, au moins à en juger par le petit nombre de cas publiés par les vétérinaires (2).

(1) *Œuvres complètes d'Hippocrate*, traduction nouvelle par E. Littré, t. IV, p. 98.

(2) J'ai préparé et étudié comparativement l'articulation coxo-fémorale chez l'homme et chez le bœuf. Chez l'homme, la tête du fémur est séparée par un col très distinct ; chez le bœuf, la tête du fémur est allongée transver- salement et à peine détachée de l'os. La cavité cotyloïde n'abrite pas aussi exactement la tête du fémur chez le bœuf que chez l'homme, et cette dispo-

Cette manière d'interroger les faits observés chez es
animaux n'est pas, dans Hippocrate, une idée passagère ;
la même vue comparative se retrouve dans d'autres chapitres. Ainsi, en traitant de l'épilepsie, Hippocrate, après
avoir rappelé que les animaux, et en particulier les chèvres,
sont sujets à cette maladie, ajoute : « Ouvrez la tête chez
» ces animaux, et vous trouverez le cerveau humide, rem-
» pli d'eau d'hydropisie et sentant mauvais ; et là vous
» reconnaîtrez évidemment que c'est, non pas la divinité,
» mais la maladie qui altère ainsi le corps : il en est de
» même pour l'homme (1). »

Hippocrate a une théorie sur le mode de production des
hydropisies ; et, pour l'établir, il va chercher des arguments
dans les maladies des animaux : « La formation de l'hy-
» dropisie par des tumeurs remplies d'eau se rompant dans
» la poitrine, je la prouve, dit-il, par ce qui se passe chez
» le bœuf, le chien et le porc : c'est, en effet, principale-
» ment chez les quadrupèdes que se produisent, dans le
» poumon, des tumeurs ayant de l'eau. Vous vous en con-
» vaincrez aussitôt en les fendant : de l'eau en sortira (2). »
Sans doute, les hydropisies de poitrine ne se produisent pas
ainsi chez l'homme ; mais la pensée de chercher à expliquer
la formation des hydropisies par un fait d'anatomie patho-

sition paraît favorable à l'opinion de ceux qui ont cru à l'exactitude de la
remarque d'Hippocrate ; d'autres ont pensé que, dans ce passage, il s'agissait
d'une sorte de luxation musculaire. (Voyez Littré, *OEuvres d'Hippocrate* :
Argument sur le traité des luxations, p. 14.)

(1) *OEuvres d'Hippocrate*, traduction d'E. Littré, t. VI, p. 383.

(2) *Ouvrage cité*, t. VII, p. 225. Contrairement à l'opinion d'Hippocrate,
des observations postérieures ont prouvé que les tumeurs hydatiques, auxquelles il est fait allusion dans ce passage, sont beaucoup plus fréquentes chez
le mouton et le bœuf que chez l'homme, et que le développement des hydropisies, dans l'espèce humaine, est dû le plus souvent à d'autres causes, à
des maladies du cœur, du foie, ou à une altération du sang.

logique observé chez les animaux devait être mentionnée.

Cette vue de médecine comparée, dans Hippocrate, ne se trouve pas seulement indiquée dans les faits particuliers. Voulant répondre à cette question : « Pourquoi tous les » animaux ne sont-ils pas atteints de la fièvre commune » aux hommes? pourquoi ces maladies n'attaquent-elles » qu'une espèce ? » Hippocrate (1) dit : « Le corps dif- » fère du corps, la nature de la nature, l'aliment de l'ali- » ment ; car les mêmes choses ne sont ni propres ni impro- » pres à toute espèce d'animaux ; mais les unes sont » bienfaisantes aux uns, et les autres malfaisantes aux » autres. Lors donc que l'air est infecté de miasmes qui » sont ennemis de la nature humaine, les hommes sont ma- » lades ; quand, au contraire, l'air devient impropre à quel- » que autre espèce animale, c'est celle-là qui est frappée. » Par ces paroles, Hippocrate formulait un fait très remar- quable observé dans les grandes épidémies et dans les grandes épizooties, à savoir : qu'elles n'attaquent souvent que l'homme ou certaines espèces d'animaux, les autres restant complétement indemnes.

Celse (2) connaissait la transmission de la rage à l'homme par la morsure d'un chien enragé, transmission qu'Aristote niait ; et il en décrit exactement les principaux symptômes chez l'homme, mais nulle part ailleurs il ne fait allusion à ce que peuvent avoir de commun ou de comparable les mala- dies de l'homme et celles des animaux.

Galien, au contraire, dans un passage remarquable, relatif aux maladies du cœur, fait revivre la pensée de chercher, dans l'étude des maladies des animaux, des faits propres à éclairer la pathologie de l'homme. En effet, les

(1) *OEuvres d'Hippocrate*, traduction de Littré, t. VI, p. 99.
(2) A. C. Celsi *De re medica libri octo*, lib. V, sect XXVII. Parisiis, 1829.

premières observations anatomiques relatives aux maladies du cœur ont été faites par Galien sur un singe et sur un coq, et cela bien avant qu'aucune observation analogue ait été recueillie sur l'homme. « Un autre signe, dit-il, des » maladies du cœur, ce sont les palpitations se produisant » seules ou accompagnées d'un mouvement du cœur qui » semblerait s'agiter dans un liquide. Rien d'étonnant qu'il » s'accumule dans la tunique qui enferme le cœur (péri- » carde) une quantité d'humeur telle qu'elle l'empêche de » se dilater. En effet, en disséquant des animaux (1), nous » avons souvent trouvé dans le péricarde une humeur » abondante semblable à de l'urine. Un certain singe que » nos affaires ne nous avaient pas permis de disséquer, » devint de jour en jour plus maigre. Après sa mort, nous » trouvâmes toutes les autres parties de son corps saines ; » mais dans la tunique du péricarde il existait une tumeur » contre nature renfermant une humeur semblable à celle » des hydatides. Sur un coq, nous ne trouvâmes pas d'hu- » meur, mais dans le péricarde il existait une tumeur » squirrheuse (2), qui ressemblait à plusieurs membranes » épaisses superposées. Il est donc vraisemblable que chez » l'homme il survient des productions de cette espèce. »

Je passe rapidement sur les siècles suivants, et j'arrive à une époque remarquable où les maladies des animaux attirèrent vivement l'attention des médecins.

(1) Galien, *Des lieux affectés.* (Voyez *Œuvres anatomiques, physiologiques et médicales de Galien*, traduction française par le docteur Ch. Daremberg, in-8. Paris, 1856, t. II, p. 628.

(2) Il est évident que, par tumeur squirrheuse, composée de couches super-posées, Galien décrit les productions pseudo-membraneuses de la péricardite sans épanchement. Dans un mémoire inséré aux *Comptes rendus de l'Académie des sciences*, 1848, j'ai signalé la fréquence des maladies du cœur chez les mâles de plusieurs oiseaux d'espèces domestiques (coq, faisan, pigeon et canard musqué).

Pendant la seconde moitié du xviie siècle, les épizooties firent de grands ravages dans le midi de l'Europe ; et des médecins célèbres, Ramazzini, Lancisi, etc., se montrèrent au premier rang parmi les hommes qui cherchèrent à découvrir la nature de maladies aussi désastreuses. Je vous ferai connaître avec détail ces travaux, lorsque je traiterai du typhus de l'homme et du typhus des bêtes à cornes, du charbon et des fièvres charbonneuses. Aujourd'hui je me bornerai à vous signaler l'influence que ces études eurent sur le développement et les progrès de la médecine comparée. Les médecins vétérinaires s'associèrent bientôt aux médecins de l'homme, comme on les a vus, à une époque plus rapprochée de nous, joindre leurs efforts à ceux de Vicq d'Azyr (1) et de plusieurs autres médecins célèbres dans l'étude d'épizooties analogues qui ont parcouru la plupart des contrées de l'Europe. L'esprit des observateurs se portant tour à tour dans les grandes calamités sur les maladies de l'homme et sur les maladies des animaux, l'idée de l'étude comparative de ces maladies s'est de plus en plus fortifiée.

Une circonstance que je dois signaler a contribué aussi à augmenter l'intérêt de ces recherches : plusieurs fois, on a vu des épidémies être accompagnées, précédées ou suivies d'épizooties plus ou moins graves, comme si un lien caché les unissait et en entretenait le développement successif ; fait signalé de nouveau dans ces derniers temps, lors des grandes épidémies de choléra asiatique qui ont régné en Europe.

____

(1) Le travaux de Vicq d'Azyr sont surtout relatifs *aux maladies des bétes à cornes*, et se composent d'un grand nombre de mémoires que j'aurai l'occasion de rappeler lorsque je discuterai l'application des grandes mesures hygiéniques aux épidémies et aux épizooties.

Malheureusement, les observations relatives à ces affections qui ont fait périr un grand nombre d'hommes et d'animaux ont été, ou faiblement esquissées par les médecins, ou simplement mentionnées par des historiens à peu près étrangers aux notions médicales.

Ce serait en vain qu'on espérerait faire un travail utile avec les anciens documents. La dissertation de Barth (1), sur quelques épidémies et épizooties qui ont régné simultanément, témoigne de la difficulté de tirer parti de matériaux, trop peu nombreux et incomplets.

Dans cette étude comparative des épidémies et des épizooties surgit un fait positif, c'est qu'il y a entre la constitution de l'homme et celle des animaux qui s'en rapprochent le plus par leur organisation, des différences profondes, non encore bien appréciées, et qui font que la cause de certaines épizooties ou de certaines épidémies n'agit souvent que sur des espèces déterminées d'une même famille zoologique. Bien plus, certaines maladies générales paraissent emprunter aux espèces qu'elles atteignent un caractère individuel tellement marqué, qu'elles ne se transmettent point à d'autres espèces chez lesquelles elles peuvent pourtant se déclarer avec des symptômes analogues et la même gravité. C'est ce que j'appelle des maladies *similaires ;* rapprochées par leurs caractères extérieurs, elles n'ont pas une nature entièrement identique : tels sont le typhus dans l'espèce humaine et le typhus dans l'espèce bovine, intransmissibles de l'homme au bœuf et du bœuf à l'homme.

Pendant longtemps, la science des maladies de l'homme et des animaux ne s'était composée que de faits épars et de rapprochements bornés à des cas particuliers. En 1695,

(1) Math.-Joseph Barth, *De nonnullis epidemiis et epizootiis simul regnantibus earumque mutua indole contagiosa*, in-8. Berolini, 1835.

Erhard Brunner (1), dans une dissertation inaugurale soutenue sous la présidence de Stahl, doyen de la faculté de médecine de Halle, aborda d'une manière plus large le sujet de la pathologie comparée, sous le titre suivant : *De la fréquence relative des maladies de l'homme et de celles des animaux*, problème plein d'intérêt, et dont la solution eût exigé une connaissance plus complète de l'organisation de l'homme et des animaux, et des maladies dont ils peuvent être atteints.

Selon Brunner, les fièvres, si fréquentes chez l'homme, ne se montrent que rarement chez les animaux. Il en est de même des hémorrhagies ; les engorgements œdémateux et les hydropisies sont aussi plus rares, excepté chez le mouton. Brunner assure, à tort, que la phthisie est presque inconnue chez les animaux, et qu'on observe rarement la toux, excepté dans les cas où elle est produite par des matières étrangères introduites dans la trachée et les bronches ; que, chez les animaux, les affections de la peau ont, en général, pour origine des causes extérieures ; tandis que, chez l'homme, elles reconnaissent pour cause, le plus souvent, une disposition générale, un vice interne ; les inflammations des yeux, des oreilles, de la gorge, sont plus rares chez les animaux ; le chien et le chat sont plus sujets à l'ophthalmie et à la cécité avec ou sans cataracte ; les convulsions et les paralysies, affections si graves chez l'homme, sont plus rares chez les animaux. L'influence des passions, les troubles de l'imagination viennent souvent compliquer, chez l'homme, le cours des maladies; rien de semblable n'apparaît chez les animaux. Les exemples de sphacèle sont aussi plus rares chez les animaux que chez l'homme ; la

(1) G. L. Stahl *Dissert. de frequentia morborum in corpore humano præ brutis.* Halle, 1705, in-4.

parturition est accompagnée de moins de dangers chez les animaux mammifères que chez l'homme ; les maladies de l'utérus et de ses annexes sont très rares chez les animaux.

Je néglige quelques autres détails, et j'arrive à cette conséquence déduite par Brunner de ses observations : « Les maladies sont moins nombreuses chez les animaux, » parce que la vie est plus courte chez un grand nombre » d'entre eux, et parce qu'ils sont moins impressionnés par » les variations du milieu dans lequel ils vivent. » Il eût dû ajouter que la moins grande fréquence des maladies chez les animaux tient aussi à une plus grande simplicité dans l'organisation, et à un moindre développement de certaines fonctions.

L'essai de Lange (1) mérite à peine d'être mentionné. Un travail de Nebel (2) offre un peu plus d'intérêt. Selon lui, les animaux à l'état sauvage sont rarement malades, et il en est tout autrement à l'état de domesticité, surtout lorsqu'ils sont renfermés dans des étables étroites, humides, où l'air est promptement vicié ; lorsqu'ils sont livrés à des travaux pénibles ou qu'ils reçoivent une nourriture malsaine. Nebel fait quelques rapprochements entre les fièvres chez l'homme et chez les animaux domestiques, quelques remarques sur les troubles de l'intelligence propres à l'homme, sur les maladies contagieuses qui exercent de si grands ravages dans l'espèce bovine, et sur quelques inflammations des organes de la génération observées chez le chien, le cheval et chez un animal qui vit à l'état sauvage, le lièvre, maladies qui se rapprochent de certaines affections virulentes des organes génitaux chez l'homme.

(1) Langius, *Dissert. de differentiis inter hominum morbos cum brutis communes et proprios*, 1689, in-4.

(2) L. W. Nebel, *Nosologia brutorum cum hominum morbis comparata*, 1798, in-8.

Ce travail, comme ceux qui l'ont précédé, n'offre d'intérêt qu'au point de vue historique ; mais si la pathologie comparée ne faisait pas de progrès, la pensée de la fonder se montrait dans ces essais.

Un élève de Stahl, Brunner, avait posé la première pierre de l'édifice de la pathologie comparée ; un élève de Blumenbach, Bergmann (1), allait en élever les premières assises dans sa dissertation inaugurale. Nul doute que le génie observateur de Stahl et l'esprit philosophique de Blumenbach n'aient entrevu l'importance d'une science qu'ils ont signalée par l'organe de leurs élèves, tous deux devenus célèbres. « La » pathologie comparée, dit Bergmann, est le complément » de l'histoire naturelle des animaux. Par les expériences » qu'elle permet de faire, elle vient en aide à la médecine, à la » chirurgie et à la thérapeutique, et, par l'histoire des épizoo- » ties, elle éclaire l'histoire des épidémies. »

Plus un être est parfait, plus les organes sont nombreux et distincts. Ses rapports avec les objets extérieurs étant plus variés et plus multipliés, les troubles des fonctions doivent être plus nombreux et plus fréquents ; de sorte que, plus un être organisé est élevé dans la série des êtres, plus il a de chances de maladie.

Jusqu'à Bergmann, les auteurs qui s'étaient occupés de pathologie comparée avaient limité le champ de leurs comparaisons entre l'homme et les animaux ; lui a étendu ses recherches à tous les êtres organisés. Par une série de rapprochements ingénieux, établissant des analogies quelquefois un peu forcées, il cherche à montrer que dans les plantes on peut trouver des maladies qui rappellent jusqu'à un certain point quelques maladies de l'homme et des animaux,

---

(1) Bergmann, *Primæ lineæ pathologiæ comparatæ*. Göttingen, 1804, in-4°.

telles que la chlorose, divers exanthèmes, des ulcérations, des caries, des névroses, des tumeurs, des monstruosités. Je n'insiste pas ; vous trouverez dans la nosologie végétale de de Candolle des détails plus étendus et plus instructifs (1).

Dans l'étude des maladies des animaux, Bergmann, procédant du simple au composé, étudie successivement les maladies des insectes, des poissons, des reptiles, des oiseaux, des mammifères et de l'homme. La conception de son travail est vaste et philosophique ; en pathologie, sa marche est conforme à celle des anatomistes et des physiologistes qui ont parcouru de bas en haut la série animale.

Pour les insectes, il insiste sur les maladies des abeilles et des vers à soie (2), dont il cite un exemple très curieux : « Pendant l'année 1791, une épidémie et une épizootie » régnant simultanément, firent périr beaucoup d'hommes » et d'animaux, et une grande mortalité régna aussi parmi » les abeilles et les vers à soie. » Exemple remarquable d'une influence morbide ressentie en même temps par des espèces si différentes. Viennent ensuite les descriptions d'un certain nombre de maladies des abeilles, et notamment d'une affection bien connue, la diarrhée, sur laquelle un médecin renommé par ses travaux sur les maladies des enfants et sur les épizooties, M. Guersant père (3), a donné plus tard des détails intéressants.

Pour les poissons, Bergmann remarque qu'ils guérissent

---

(1) De Candolle, *Physiologie végétale.* Paris, 1832, t. III.

(2) Plusieurs mémoires importants qui ont été publiés sur les maladies des vers à soie, et en particulier sur la muscardine, seront indiqués ultérieurement. Les autres animaux inférieurs ont été l'objet d'un très petit nombre d'observations pathologiques, si l'on en excepte les sangsues, sur les maladies desquelles j'ai publié quelques recherches en 1825. (Voyez Derheims, *Histoire naturelle et médicale des sangsues.* Paris, in-8, 1825.)

(3) *Dictionnaire des sciences médicales* en 60 vol., art. ÉPIZOOTIES.

facilement, en général, des blessures qu'on leur fait ; témoin la castration des brochets pratiquée sans inconvénient pour les engraisser. Il insiste sur le grand nombre de parasites, helminthes ou autres, qu'on observe chez ces animaux ; sur les déviations de la colonne vertébrale, notamment chez la perche ; sur les monstruosités simples ou doubles ; sur les empoisonnements des poissons par diverses substances, empoisonnements qui, dans ces derniers temps, ont été l'objet de recherches et d'expériences très intéressantes de la part de mon collègue M. Bouchardat. Chez les poissons parvenus à un certain âge les vaisseaux chargés de fournir à la nutrition des écailles s'oblitèrent, leur couleur, leur éclat se ternissent, et les écailles sont remplacées par diverses sortes d'excroissances. Des phénomènes analogues ont été observés sur la peau des vieillards.

Les poissons ne sont pas à l'abri des maladies épizootiques : « En 1757, une grande épizootie n'épargna presque aucune » espèce d'animaux, et sévit à la fois sur les poissons d'un » grand nombre de lacs (1), sur les oiseaux de basse-cour » et sur les animaux domestiques.

Bergmann mentionne quelques faits qui se rattachent évidemment à un développement de végétaux parasites sur certains organes des poissons, végétaux que mon collègue, M. Ch. Robin, a décrit dans son beau travail *sur les parasites végétaux qui croissent sur l'homme et les animaux vivants*. Je m'empresse d'ajouter que l'étude des maladies des pois-

(1) Les deux épidémies de choléra en Russie, de 1853 et 1856, furent précédées par une mortalité épidémique qui sévit sur les poissons de rivière. Dans ces deux années, sur les bords de la mer Caspienne, et principalement dans la région de Kislar (à 400 werstes d'Astrakhan), on vit de grandes étendues de plages couvertes de poissons morts.

sons, sur lesquelles j'ai publié moi-même un travail assez étendu (1), offre plus d'intérêt aux naturalistes et aux biologistes qu'aux pathologistes, même lorsqu'ils se placent au point de vue de la pathologie générale.

Bergmann fait observer que les oiseaux, si exposés aux influences atmosphériques, doivent être souvent frappés par des épizooties communes à d'autres animaux. (C'est ce que nous apprennent, en effet, un certain nombre de travaux publiés sur ce sujet.) Il cite des épizooties qui ont atteint à la fois des troupeaux de veaux et les gallinacés : « En 1712, » dans les environs de la ville d'Augsbourg, une épizootie qui » avait d'abord atteint les chevaux, les bœufs et les porcs, se » communiqua aux oiseaux de basse-cour. En 1763 et » 1764, un grand nombre de maladies se manifestèrent chez » les chiens et chez un grand nombre d'oiseaux dans plusieurs » contrées de l'Europe. » Dans les épidémies de variole, quelques oiseaux, et notamment les pigeons, sont aussi atteints d'une fièvre éruptive apparaissant sous forme de pustules, comparées à celles de la variole par Bergmann ; maladie que j'ai décrite et figurée dans les *Mémoires de la Société de biologie*, 1849.

L'illustre Blumenbach dit avoir observé la coïncidence de cette variole des oiseaux avec la clavelée des moutons, qu'on a vue coïncider elle-même quelquefois avec la variole de l'homme ; ce qui a conduit quelques observateurs à penser que la variole de l'homme, la clavelée des moutons, la variole des oiseaux, pouvaient avoir une origine commune,

---

(1) Rayer, *Exposé succinct des principales observations faites jusqu'à ce jour sur les maladies et les anomalies des poissons.* — On doit aussi à M. Gluge (*Notice sur quelques points d'anatomie pathologique comparée,* — *Bulletin de l'Académie royale de Bruxelles,* t. V, n° 11) quelques faits intéressants sur le même sujet.

malgré les différences frappantes qui existent entre ce affections.

Les épizooties des oiseaux sont souvent les précurseurs des épidémies. Ce fait a été observé dans les grandes épidémies de choléra, et dans plusieurs autres épidémies qui ont eu lieu en ces derniers temps.

Bergmann termine son travail sur les maladies des oiseaux comparées à celles des mammifères et de l'homme par des rapprochements ingénieux, bien qu'ils soient trop souvent entachés d'hypothèses.

En étudiant les maladies des mammifères, dans les diverses espèces, Bergmann montre qu'il en est de spéciales à plusieurs d'entre elles, et que d'autres sont plus rares ou plus fréquentes dans certaines espèces. Il montre aussi que, si certaines maladies de l'homme sont propres à certains climats, cette particularité s'applique à quelques espèces d'animaux : la plique atteint, en Pologne, l'homme, le chien et le cheval.

Un des chapitres les plus intéressants du travail de Bergmann, inspiré, il est vrai, par des documents qui lui avaient été communiqués par le célèbre Blumenbach, est une comparaison entre les maladies des singes et les maladies de l'homme. L'auteur établit que les singes sont sujets à la phthisie pulmonaire (1), aux affections tuberculeuse générales, aux scrofules, aux convulsions, à la variole, etc. Dans ces derniers temps, M. Serres a montré une nouvelle source d'analogies, en établissant que ces animaux sont quelquefois atteints de la fièvre typhoïde (2).

(1) Consultez Rayer, *Fragment d'une étude comparative de la phthisie pulmonaire chez l'homme et chez les animaux*, in-4, Mém. lu à l'Académie des sciences, Paris, 1842 (*Archives de médecine comparée*).

(2) Rayer, *Fièvre typhoïde chez les animaux* (*Archives de médecine comparée*).

Comparant les effets des grandes opérations chirurgicales et des mutilations sur les animaux mammifères et sur l'homme, Bergmann apporte une preuve de plus des différences qui existent entre l'organisme de l'homme et celui des diverses espèces de mammifères. De nombreuses expériences prouvent que le chien, par exemple, résiste mieux que l'homme aux graves mutilations, tandis que les chèvres, les moutons, les lapins, y succombent rapidement et presque tous.

Bergmann annonce que la fièvre intermittente paludéenne, si commune chez l'homme dans les contrées marécageuses, n'existe pas chez les animaux domestiques. Ce fait est vrai ; mais, à cette occasion, je ferai remarquer que les moutons qui paissent dans les marais offrent toutes les lésions qu'on observe chez l'homme, à la suite des fièvres intermittentes prolongées : l'engorgement et l'augmentation de volume de la rate, l'hydropisie et tous les autres phénomènes dont on a désigné l'ensemble sous le nom de *cachexie aqueuse.*

Bergmann termine son travail par quelques remarques générales sur les épizooties : « Il en est, dit-il, telles que la peste ou le typhus du gros bétail, qui, bien que très contagieuses dans la même espèce, ne se transmettent pas aux autres animaux, tels que le chien, le cheval, le mouton, la chèvre, etc. »

Dans cette revue des études de nosologie comparée, après avoir mentionné les recherches de Hennemann (1), qui paraît avoir fait un cours de médecine comparée à Gœttingue,

(1) Guill. Joann. Conr. Hennemann, *Lectiones suas per semestre æstivum in Academia Georgia Augusta habendas indicit; præmittuntur primæ lineæ nosologiæ morborum.* Gottingæ, Vict. Bossiegel, 1778, in-4. Il y dit page 3 : « *Artem veterinariam tractandam suscipio, commilitones optimi, doctrinam ab ea quæ sanitati hominum et constituendæ et restituendæ inservit, non adeo discrepantem ac vulgo plerique putant.* »

en 1778, et me bornant à rappeler en note quelques autres travaux (1), j'ai hâte de donner une idée générale d'un ouvrage beaucoup plus important que les précédents. De tous les auteurs qui se sont occupés d'une manière générale et systématique de la pathologie comparée, il n'en est aucun qui l'ait fait avec plus de conscience et de persévérance que Charles Frédéric Heusinger (2). Je ne balance pas à placer ses travaux au premier rang, et en particulier son esquisse d'une *Nosographie comparée de l'homme et des animaux domestiques*, ouvrage publié en 1844, peu de temps après que j'eus fait paraître les premiers fascicules de mes *Archives de médecine comparée*.

Au lieu de distribuer les maladies de l'homme et des animaux en un certain nombre de groupes analogues aux groupes adoptés par nos principaux nosographes qui ont traité successivement des fièvres continues, rémittentes, intermittentes, des inflammations, des hémorrhagies, des névroses, des sécrétions morbides, etc., Heusinger, pour montrer les analogies et les différences qui existent au point de vue pathologique entre l'homme et les animaux,

(1) Consultez : Mueller, *Pathologiœ comparatœ specimen*. Regiomonti, 1792, in-8.

J. W. Rœmer, *Dissertatio exhibens pathologiœ comparatœ specimen*. Vratislaviæ, 1825, in-8.

Gandolfi, *Cenni di confronto tra le malattie dell'uomo e dei brutti (Opuscoli scientifici di Bologna*, 1817, t. I, fasc. 6, p. 357).

Sydow, *Der Mensch und seine vorzüglichsten Hausthiere (Memorabilien der Heilkunde*, Bd. III, 1819, p. 86).

Je ne fais non plus qu'indiquer un travail tout récent du docteur Falk : *Die Principien der vergleichenden Pathologie und Therapie der Haussaügethiere und des Menschen und ihre Formen*. C'est une esquisse de nosologie vétérinaire, avec indication, pour un certain nombre de maladies, des affections analogues qu'on observe chez l'homme. 222 pages.

(2) Ch. Fred. Heusinger, *Recherches de pathologie comparée*, in-4. Cassel, 1844.

a classé les maladies par appareils, ainsi que l'ont fait quelques médecins et un plus grand nombre de chirurgiens.

Il compare successivement les diverses maladies de l'appareil digestif, depuis les maladies de la bouche, jusqu'à celles de la fin du canal intestinal. Au muguet de l'homme il oppose des recherches sur le muguet des agneaux ; aux aphthes, la maladie aphtheuse des animaux ; à la stomatite gangréneuse de l'homme, des stomatites et des épizooties de glossanthrax observées chez les chevaux, les bœufs et les chiens ; à l'angine gangréneuse de l'homme, l'anthrax du gosier chez les oiseaux et quelques épizooties gangréneuses des animaux ; la glossite, qui est assez rare chez l'homme, est montrée fréquente chez le porc ; le cancer des lèvres et de la langue est signalé comme plus rare chez les animaux que chez l'homme ; les verrues de la bouche, très rares chez l'homme, sont signalées comme fréquentes chez certains animaux, tels que le cheval, la chèvre, le chien, à cause d'un plus grand développement des papilles et de l'épithélium ; les exostoses des dents sont plus fréquentes dans les herbivores que dans l'homme ; la carie des dents se rencontre chez tous les animaux domestiques, mais plus rarement que chez l'homme.

L'auteur examine ensuite comparativement, chez l'homme et chez les animaux, les maladies du pharynx, de l'œsophage, de l'estomac, de l'intestin, du pancréas, du péritoine, etc. ; les maladies du système lymphatique, du système veineux, du système artériel, de la rate, du foie, enfin celles de tous les systèmes et de tous les appareils. Ce tableau est très instructif ; il ne comprend pas moins de près de 100 pages in-4°, et offre de nombreuses et très exactes indications sur les maladies communes à l'homme et aux animaux.

Quoique cette esquisse de nosographie comparée soit la partie matériellement la moins considérable des travaux de Heusinger, c'est, à mon sens, la plus importante pour les médecins. Les vétérinaires trouveront, dans les autres parties de l'ouvrage de Heusinger, des indications et des observations très précieuses sur l'art vétérinaire chez les anciens, et sur ses progrès depuis le xvie siècle jusque dans les derniers temps. Sous le nom de *pièces justificatives*, Heusinger a rassemblé un grand nombre de notes et de documents sur les épizooties empruntés à des observateurs de tous les pays et de toutes les époques. Mais, j'ai le regret de le dire, il y a un peu de confusion dans l'ensemble de ces savantes et laborieuses recherches, et ce n'est qu'à l'aide d'une étude très patiente, que le lecteur peut de ces documents déduire des résultats scientifiques profitables à la médecine comparée. J'ajoute, en terminant, que la classification des maladies par appareils, et dans laquelle le cancer des lèvres se trouve rapproché des aphthes, des verrues, etc., n'a pas permis à l'auteur de s'élever à des vues générales sur les groupes morbides, tels que les fièvres, les hémorrhagies, les hydropisies, les affections vermineuses, etc., etc.

Après avoir indiqué l'influence que quelques hommes ont exercée sur les progrès et le développement de la médecine comparée, je dois en signaler une autre plus générale et souvent plus fructueuse : je veux parler des Académies.

A l'ancienne Société royale de médecine de Paris revient l'honneur d'avoir donné, en France, une vive impulsion aux études de médecine comparée.

Dans la préface, ou plutôt dans l'introduction du premier volume de ses travaux, publié en 1776, vous lirez ce

passage remarquable (1) : « Les considérations précédentes
» sur les maladies qui attaquent les hommes conviennent
» aussi à celles qu'éprouvent les animaux. La médecine est
» une, et ses principes généraux, une fois posés, sont très
» faciles à appliquer aux circonstances et aux espèces diffé-
» rentes. Vue de ce côté, cette science est plus grande et
» plus belle, les vérités qu'elle annonce sont mieux senties
» et plus développées ; on en connaît les véritables sources,
» et l'on est toujours en état d'y puiser..... L'influence des
» saisons et des substances alimentaires est la même pour
» les hommes et pour les animaux. »

Et, en parlant des maladies qui frappent les animaux
domestiques et qui sont transmissibles à l'homme, et en
particulier de celle qui est accompagnée d'ulcères gangré-
neux dans l'intérieur de la bouche, l'auteur de cette préface
ajoute : « Ce sont les ravages de cette affreuse maladie qui
» ont fixé l'attention du gouvernement, et qui lui ont fait
» désirer que tous les médecins veuillent bien s'occuper de
» l'art vétérinaire , et ne point regarder comme au-dessous
» d'eux une science qui peut les mettre à portée de rendre
» à l'État les services les plus importants. Il est, d'ailleurs,
» un second motif aussi puissant que le premier pour les
» y déterminer, c'est que cette partie de la médecine per-
» met des expériences utiles et hardies qui seraient autant
» de crimes dans le traitement des maladies humaines. »

Dans son assemblée du 1ᵉʳ octobre 1776, la Société royale
de médecine de Paris, faisant l'application de ces principes,
proposait pour sujet de prix la question suivante :

« Déterminer par une description exacte des symptômes
» à quel genre de maladie on doit rapporter l'épizootie qui

(1) *Histoire de la Société royale de médecine*, avec les *Mémoires de
médecine et de physique médicale* pour la même année. Paris, 1779.

» a régné en 1774, 1775 et 1776, dans la Flandre, dans
» les pays reconquis, dans l'Ardresis, dans le Calaisis, dans
» le Boulonnais et dans l'Artois, et en quoi elle diffère de
» celles qui ont régné depuis dix ans dans ces provinces.
» Quelle a pu en être la source et par quelle voie elle s'y
» est communiquée ? S'il y a des faits qui prouvent que l'air
» ait pu contribuer à sa propagation ; quels sont les moyens
» curatifs qui ont eu le plus de succès ? »

Poursuivant la même pensée, la Société royale de médecine proposait également pour sujet de prix : « Le tableau
» des maladies aiguës et chroniques auxquelles les bestiaux
» de toute espèce sont sujets, dans chaque pays, contenant
» les noms vulgaires de ces maladies, leur description, leur
» traitement ordinaire, et les causes auxquelles on a conti-
» nué de les attribuer. »

En 1783, l'attention des médecins fut vivement appelée
sur l'importance des études de médecine comparée, par la
question de prix suivante, proposée par la Société de philo-
sophie expérimentale de Rotterdam (*Société batave*) :

« Exposer les raisons physiques pourquoi l'homme est
» sujet à plus de maladies que les autres animaux ; quels
» sont les moyens de rétablir sa santé qu'on peut emprun-
» ter aux observations que fournit l'anatomie comparée ? »

J'ignore si plusieurs mémoires furent adressés à cette
savante compagnie ; mais il en est un qui marque une
époque de progrès, et dont Camper est l'auteur (1).

Le mémoire de Camper est trop connu pour que je vous
en présente une analyse détaillée, mais je dois vous indiquer l'esprit dans lequel il a été conçu et rédigé, et les
observations les plus remarquables qu'il contient.

---

(1) *Réponse à la question proposée en 1783 par la Société batave de
Rotterdam* (OEuvres de Pierre Camper, in-8, Paris, 1803, t. II, p. 283).

« Il paraît, dit Camper, que la Société expérimentale de
» Rotterdam admet comme une vérité incontestable que
» l'organisation du corps humain a une grande analogie
» avec celle des animaux les plus parfaits, par lesquels elle
» entend, sans doute, les quadrupèdes mammifères. »

Cette réflexion faite, il présente des observations générales sur l'organisation non-seulement de ces animaux,
mais encore sur celle d'autres groupes moins élevés dans
l'échelle zoologique, tels que les oiseaux, les reptiles, les
poissons.

Abordant un second point de la question, Camper ajoute
qu'en admettant que l'homme soit sujet à plus de maladies
que les animaux, et, en particulier, que les quadrupèdes
mammifères, la question proposée semble avoir pour but de
déterminer les causes naturelles d'un plus grand nombre
de maladies chez l'homme, et, ces causes une fois connues,
d'en faire profiter la détermination à la médecine de
l'homme.

Se plaçant ensuite lui-même à un point de vue diffé-
rent, et qui l'éloignait de la solution de la question proposée, Camper essaye de prouver que : « l'homme, considéré
» simplement comme un être physique, n'est sujet ni à
» plus, ni à moins de maladies que les animaux ; mais que,
» du moment que les hommes se sont formés en société,
» c'est-à-dire du moment qu'ils ont quitté la vie agreste et
» sauvage, ils ont été exposés à une infinité de maladies
» qui devaient nécessairement résulter de ce changement
» dans le régime de vivre. » Cette opinion, qui manque de
base, à cause du défaut de renseignements sur les maladies
de l'homme à l'état sauvage, est en réalité suggérée par le
paradoxe de J. J. Rousseau, qui dit, dans son *Discours
sur l'origine et les fondements de l'inégalité parmi les hommes,*

que la plupart des maladies qui affligent l'humanité sont l'ouvrage de l'homme en société.

Je reviens à Camper. Pour justifier son opinion, il fait remarquer que ce sont les excès auxquels l'homme se livre qui sont la cause la plus fréquente de ses maladies ; cause si puissante, qu'un médecin célèbre, Percival (1), est allé jusqu'à dire que l'ivrognerie seule enlève, tous les ans, plus d'hommes que ne font la fièvre, la phthisie et les maladies contagieuses ; opinion que la statistique n'a pas encore vérifiée, mais qui trouve dans les beaux travaux de M. Magnus Huss (2) un appui nouveau.

Conséquemment à ses premières vues, Camper divise les maladies des animaux en deux groupes : en celles qui at-taquent les animaux dans leur état de nature, et en celles qui sont la conséquence de leur captivité ; et il compare ces deux séries d'affections avec les maladies de l'homme. Mais, tout en les disposant par groupes, il énumère sans ordre les maladies communes à l'homme et aux animaux, dans leur état de liberté et dans leur état de domesticité : les in-flammations, les ulcères, la gangrène, toutes sortes de tu-meurs, les hernies, une foule de lésions, telles que luxations, fractures, etc. Il suffit de jeter un coup d'œil sur sa classi-fication, pour en voir tout l'arbitraire. D'ailleurs, et je l'ai déjà dit, un des plus grands obstacles à une étude compa-rative des maladies des animaux en liberté, et de celles des animaux en captivité, avec celles de l'homme, c'est le manque de documents précis sur les maladies des animaux à l'état sauvage.

Je ne puis entrer aujourd'hui dans de plus longs détails

(1) *Philosophical Transactions*, vol. LXIV, p. 66, § 5.

(2) Magnus Huss, *Chronische Alkoholskrankheit, oder Alcoholismus chro-nicus*, in-8. Leipzig, 1852.

sur le travail de Camper. Plus tard j'aurai l'occasion, en traitant de la fréquence relative des monstruosités chez l'homme et chez les animaux, de vous rappeler plusieurs observations très intéressantes de cet auteur. Je vous signalerai également ses études et ses remarques sur les fièvres contagieuses, et sur certains helminthes qu'on trouve dans les voies de la respiration, sur les parasites observés dans l'épaisseur de la peau et sous le tégument externe chez les animaux.

Camper insiste, avec raison, sur la rareté des maladies cérébrales chez les animaux. Ce qu'on a écrit, dans ces derniers temps, sur la folie des animaux et sur d'autres affections du système nerveux, demande de nouvelles observations. Je veux rappeler, en passant, un fait curieux : on a observé, dans l'espèce bovine, plusieurs maladies nerveuses, et en particulier l'hystérie; et la guérison de cette dernière maladie a pu être obtenue chez les animaux par une méthode de traitement hardie, mais impraticable dans l'espèce humaine, c'est-à-dire l'extirpation des ovaires.

Camper a disséminé, dans son travail, quelques observations intéressantes sur l'influence des climats, sur l'action des diverses espèces d'aliments et de boissons plus ou moins salubres, sur le développement de l'organisation animale, et sur la production de quelques maladies, et, en particulier, des affections calculeuses chez l'homme et chez les animaux. J'aurai l'occasion de revenir sur ces faits, lorsque je traiterai de l'étiologie et du développement des calculs, comparativement chez les animaux et chez l'homme.

En 1820, les fondateurs de l'Académie de médecine de Paris, appelés à remplacer l'ancienne Société royale de médecine, s'inspirant des traditions de cette société, s'empressèrent de témoigner de l'importance qu'ils attachaient à la connaissance des maladies des animaux, en créant dans le sein de l'Académie une section de médecine vétérinaire, appelée naturellement à recueillir et à signaler les observations les plus importantes sur les maladies des animaux, et en particulier sur les épizooties, observations qui devaient jeter en même temps de nouvelles lumières sur l'histoire des maladies de l'homme.

Il ne peut entrer aujourd'hui, dans mon plan, de rappeler ici toutes les discussions importantes qui ont eu lieu, dans le sein de l'Académie de médecine, entre les médecins et les vétérinaires, notamment sur les maladies transmissibles des animaux à l'homme; mais je ne puis passer sous silence, par une fausse modestie, la discussion sur la morve, qui a eu lieu en 1837, à la suite de laquelle l'Académie me fit l'honneur d'insérer, dans ses Mémoires, un travail considérable que je publiai à cette époque, sur la transmission de la morve des solipèdes à l'homme; et à cette occasion, qu'il me soit permis de rappeler que le résultat de mes travaux sur cette terrible maladie a fait remettre en vigueur, en France, des mesures préventives contre la contagion de la morve, mesures salutaires justement appréciées aujourd'hui, dans nos écoles vétérinaires, dans les grandes exploitations industrielles et agricoles et dans l'armée (1).

Je dois mentionner également la discussion mémorable qui a eu lieu, à l'occasion de l'origine du cow-pox, considéré comme provenant d'une maladie du cheval, le *grease*, discussion à laquelle ont pris part plusieurs membres de la section vétérinaire, et plusieurs médecins appartenant à l'Académie, et en particulier MM. Depaul et Boüsquet.

(1) Rayer, dans le *Bulletin de l'Académie royale de médecine*, t. I, 1836, p. 430 et suiv.—Rayer, *De la morve et du farcin chez l'homme*, in-4, fig., 1837.

Quant aux épizooties dont l'ancienne Société royale de médecine s'était beaucoup occupée, je m'associerai aux regrets exprimés par mon célèbre confrère, M. Michel Lévy (1). « En regard, dit-il, du tableau des épidémies, devrait
» se placer, chaque année, celui des épizooties, pour échanger
» de mutuelles clartés; et telle est, suivant nous, l'exigence
» de l'article 2 de l'ordonnance organique du 20 décem-
» bre 1820. On ne peut que regretter l'absence de ce dernier
» document que votre section de médecine vétérinaire sau-
» rait élaborer avec une si grande supériorité de vues et
» d'expérience. L'histoire parallèle des maladies qui sévis-
» sent, avec beaucoup d'extension, sur les hommes et sur les
» animaux, semble destinée à fournir de nombreux ensei-
» gnements à la pathologie et à l'hygiène publique : ces
» travaux simultanés et destinés à une synthèse annuelle,
» réagiraient encore l'un sur l'autre, dans le sens de la pré-
» cision et de la vérité scientifique. »

Cette lacune est d'autant plus regrettable que les rapports des épizooties avec les épidémies sont très intimes, puisque, selon Paulet (2), dont je ne garantis pas au reste l'entière exactitude, sur quatre-vingt-douze épizooties environ dont parle l'histoire, vingt et une ont été communes aux hommes et aux animaux; et que sur vingt qui ont ravagé l'Italie et la Sicile, huit, selon Buniva (3), ont attaqué à la fois l'espèce humaine et les bestiaux.

L'Académie de Berlin a aussi contribué à donner une assez vive impulsion aux études de médecine comparée : en

(1) Michel Lévy, *Mémoires de l'Académie impériale de médecine*, 1853, t. XVII, p. LXV.

(2) Paulet, *Recherches historiques et physiques sur les maladies épizoo-tiques.* Paris, 1775.

(3) Buniva, *Memorie contro l'epizoozia nelle bovine.* Turino, 1797. — Consultez plusieurs autres mémoires de l'auteur sur le même sujet.

1837, elle proposa pour sujet de prix la question suivante : » *Décrire les maladies des animaux domestiques qui peuvent* » *se transmettre à l'homme.* »

Le prix fut décerné à Jacques Livin (1), docteur en médecine et en chirurgie, dont le mémoire a été publié avec de nouvelles additions, en 1839. C'est, sans contredit, un des travaux les plus remarquables qui aient été écrits sur cette partie de la médecine comparée ; et l'on peut dire que l'état de la science, à l'époque où il a paru, y est fidèlement exposé. Aujourd'hui même on le consulte avec fruit sur les principales questions relatives à la morve des solipèdes et à sa transmission à l'homme ; à la maladie des moutons connue sous le nom de *sang de rate ;* aux maladies charbonneuses des animaux et aux accidents si graves que leur transmission produit chez l'homme ; aux épizooties de la maladie aphtheuse et à la possibilité de la transmission de cette maladie à l'homme ; au cow-pox et à sa transmission à l'homme ; à la transmission de la gale des animaux à l'homme, et de la rage des animaux du genre *Canis* à l'homme et aux animaux domestiques.

L'impulsion donnée aux esprits vers les recherches de pathologie comparée, par les Académies, n'a pas tardé à se produire sur des branches ou sur des points spéciaux de la pathologie de l'homme et des animaux ; à ce point de vue, le *Manuel d'anatomie pathologique*, publié en 1830 par Will. Otto (2), professeur de médecine à l'université de Breslau, mérite une mention particulière. Dans cet ouvrage tous les vices de conformation et toutes les altérations de structure sont étudiés comparativement, non-seulement

(1) Livin, *Vergleichende Darstellung der von den Hausthieren auf Menschen übertragbaren Krankheiten.* Berlin, 1839.

(2) Otto, *Lehrbuch der pathologischen Anatomie des Menschen und der Thiere.* Berlin, 1830.

dans tous les organes, mais encore dans tous les tissus chez
l'homme et les animaux. Je ne puis entrer aujourd'hui en
des détails, même sommaires, sur les différents points
exposés dans un traité d'anatomie pathologique générale et
comparative; mais j'aurai plus d'une fois l'occasion, dans
ce Cours, d'emprunter à Otto, soit des vues, soit des observations particulières, et de les rapprocher des observations
plus récentes de Dupuy et de M. Leblanc, des professeurs
des écoles d'Alfort (MM. Delafond, Renault et Bouley), de
Lyon, de Toulouse, sur les altérations organiques et sur les
produits morbides observés chez les animaux.

Un ouvrage moins important, celui de Greve (1), intitulé :
*Expériences et observations sur les maladies des animaux
domestiques comparées aux maladies de l'homme,* est le résultat
d'études que l'auteur a faites dans les hôpitaux et dans les
infirmeries d'animaux domestiques. On lit, dans ce recueil,
des observations intéressantes sur la transmission de la gale
du cheval à l'homme, et des expériences curieuses sur le
développement des larves de la mouche (*Musca cadave-
rina*) dans certains ulcères de l'homme et dans les parties
ulcérées des animaux, fait tout à fait en rapport avec les
observations des naturalistes et des médecins qui avaient
démontré que l'apparition de ces larves était la conséquence du développement des œufs de cette mouche déposés
sur les ulcères.

On sait la grande influence qu'ont exercée sur les progrès
de la pathologie de l'homme les beaux travaux de
MM. Andral et Gavarret sur l'hématologie. En étendant
leurs recherches aux altérations que le sang présente dans

(1) Greve, *Erfahrungen und Beobachtungen über die Krankheiten der
Hausthiere in Vergleich mit den Krankheiten des Menschen.* Oldenburg,
in-12, 1818.

plusieurs maladies des animaux domestiques, MM. Andral et Gavarret ont ouvert une voie nouvelle qui est devenue une des branches les plus importantes de la médecine comparée (1).

Dans cette longue énumération des études applicables à la pathologie comparée, je ne peux omettre les belles recherches de deux professeurs de cette école, Fourcroy et Vauquelin, sur les calculs de l'homme et les calculs des animaux (2). En rapprochant ces travaux de travaux plus récents, je pourrai vous montrer de la manière la plus évidente l'influence des boissons, de l'alimentation et de certaines conditions morbides, sur la production des diverses espèces de gravelles et de calculs.

Ne dois-je pas aussi, dès aujourd'hui, vous signaler le travail de Hering (3); la thèse d'un de mes élèves, M. Got (4), sur la transmission de la gale des animaux à l'homme; et les recherches de M. Ch. Robin (5), *sur les parasites végétaux qui se développent sur l'homme et les ani-*

(1) *Recherches sur les modifications de proportion de quelques principes du sang (fibrine, globules, matériaux solides du sérum et eau) dans les maladies,* par MM. Andral et Gavarret (Annales de chimie et de physique, t. LXXV). — *Recherches sur la composition du sang de quelques animaux domestiques dans l'état de santé et de maladie,* par MM. Andral, Gavarret et Delafond (Annales de chimie et de physique, 3e série, t. V).

(2) Fourcroy et Vauquelin, *Annales du Muséum d'histoire naturelle,* t. I-II, et *Mémoires de l'Institut,* t. IV.

(3) Hering, *Die Kratzmilben der Thiere und einige verwandte Arten nach eigenen Untersuchungen beschrieben,* in *Nova acta physico-medica,* t. XVIII, 2e partie.

(4) Got, *De la gale de l'homme et des animaux, produite par les acares, et de la transmission de cette maladie à l'homme par diverses espèces d'animaux vertébrés,* thèse. Paris, 1844.

(5) Ch. Robin, *Des végétaux qui croissent sur les animaux vivants,* in-4. Paris, 1847. — Une nouvelle édition entièrement refondue a paru sous ce titre : *Histoire naturelle des végétaux parasites qui croissent sur l'homme et sur les animaux vivants.* Paris, 1853.

maux vivants ; enfin, les travaux couronnés par l'Académie des sciences, de MM. Bourguignon et Delafond (1), sur les diverses espèces de gales des animaux domestiques ; espèces dont quelques-unes seulement sont transmissibles à l'homme, et qui sont produites par un acare commun à l'homme et aux animaux, et pourvu d'organes à l'aide desquels il peut se loger sous l'épiderme?

Un mémoire de M. Reynal, sur la transmission de l'*herpes tonsurans* du cheval et du bœuf à l'homme (2), maladie qui, d'après les études récentes, est déterminée et entretenue par la présence d'un cryptogame dans le bulbe des poils, mérite aussi d'être mentionné.

Soit que l'on considère les anomalies et les monstruosités comme étant la suite d'altérations de l'œuf, ou de l'embryon ou du fœtus, nul doute qu'il n'y ait dans l'étude comparative des monstruosités chez l'homme ét les animaux (3) une source de recherches intéressantes pour le pathologiste. Des expériences ayant prouvé qu'on peut produire à volonté certaines déformations, il est permis d'espérer que des études poursuivies dans cette direction pourront jeter quelque lumière sur l'étiologie des monstruosités.

Enfin une œuvre considérable, l'ouvrage de M. Davaine (4) sur les helminthes de l'homme et des animaux domestiques, étudiés non plus seulement en naturaliste,

<hr>

(1) O. Delafond et H. Bourguignon, *Traité pratique d'entomologie et de pathologie comparées de la psore ou gale de l'homme et des animaux domestiques,* in-4. Paris, 1862.

(2) *Mémoires de l'Académie impériale de médecine.* Paris, 1858, t. XXII, p. 403.

(3) Consultez Isidore Geoffroy Saint-Hilaire, *Histoire générale et particulière des anomalies de l'organisation chez l'homme et les animaux,* in-8, 3 vol. Paris, 1836.

(4) *Traité des entozoaires et des maladies vermineuses chez l'homme et chez les animaux domestiques.* Paris, 1860.

comme l'ont fait de savants helminthologistes, Rudolphi, Bremser, Dujardin, etc., mais d'une manière plus en rapport avec les études médicales, au point de vue de l'origine de ces parasites, de leurs migrations et des accidents ou des maladies que leur présence produit chez l'homme et chez les animaux, clôra pour aujourd'hui cette longue liste de travaux spéciaux.

Ici s'arrête l'historique de la pathologie comparée, dont vous voyez grandir d'année en année l'étendue, l'importance et l'intérêt, et commence celui de la *pathologie expérimentale.*

Celle-ci est fille de la physiologie expérimentale, mais elle s'en distingue comme la physiologie de l'organisme sain se distingue de la physiologie pathologique. La physiologie expérimentale cherche à pénétrer dans le secret des fonctions; la pathologie expérimentale cherche à pénétrer dans le secret des maladies.

La pathologie expérimentale est l'ensemble des lésions et des maladies artificielles que jusqu'à présent on a provoquées chez les animaux pour éclairer les maladies de l'homme.

Les maladies artificielles diffèrent, en beaucoup de cas, des maladies que j'appellerai naturelles et dont l'apparence est plus ou moins semblable. Combien est loin une affection vésiculeuse qu'on aura provoquée et qui disparaîtra spontanément, d'un eczéma de cause interne qui se montrera rebelle !

Nul artifice, en dehors de l'inoculation, ne peut, jusqu'à présent du moins, créer de toutes pièces une variole, une rougeole, une fièvre typhoïde, etc. ; mais, en d'autres cas, les maladies artificielles et les maladies naturelles se touchent. Il est au pouvoir humain de produire un typhus ; les fautes administratives ou les mauvaises circonstances ont eu plus d'une fois cette funeste puissance.

Il faut donc dans la pathologie expérimentale, quand on veut la faire servir à la médecine comparée, discerner ce qui peut se faire et ne peut pas se faire.

Pour concourir aux progrès de la médecine comparée, la pathologie expérimentale a plusieurs procédés. A l'aide de l'un, elle étudie sur les animaux les lésions et les symptômes produits par une cause déterminée, et en particulier par les poisons ou par les médicaments énergiques, dont les effets sont incomplétement connus ou tout à fait ignorés. A l'aide du second, le médecin se propose de suivre, avec sécurité de conscience, la marche naturelle des maladies ; c'est sur les animaux seuls qu'on peut généralement en observer le cours sans y opposer aucun traitement, et reconnaître les limites réciproques de la médecine active et de l'expectation (1). Enfin, se plaçant à un troisième point de vue, le médecin peut souvent étudier plus facilement sur les animaux que sur l'homme les procédés par lesquels la nature travaille à réparer une lésion déterminée, soit qu'elle y réussisse, soit qu'elle échoue, et qui, connus et notés pas à pas, admettent une intervention régulière et bienfaisante de l'art médical.

Telle étant la pathologie expérimentale, l'époque moderne seule a pu la voir apparaître avec toute son utilité ; car, pour qu'elle porte des fruits, il faut que la physio-

(1) Ai-je besoin de dire qu'en signalant ici l'utilité des expériences sur les animaux pour apprécier comparativement les avantages d'une thérapeutique active et ceux de l'expectation dans le traitement de certaines maladies aiguës, dans celui des inflammations franches par exemple, je reconnais la supériorité des observations cliniques, lorsque ces deux méthodes semblent pouvoir être appliquées à peu près indistinctement ?

logie et la pathologie aient, de concert, fait de grands progrès (1).

En ce genre, les travaux ont été, comme cela devait être, non pas systématiques mais fragmentaires, et guidés par des vues particulières ; aussi me contenterai-je de vous citer les noms de quelques hommes qui ont marqué dans cette partie de la science.

Vers le milieu du xvii⁰ siècle, Lower (2) a été un des premiers à entrevoir l'utilité des expériences sur les animaux pour éclairer la pathologie. Après avoir décrit avec détail le procédé qu'il a employé pour lier la veine cave inférieure dans la poitrine, Lower ajoute : « A peine cette opération » est-elle achevée, que le chien commence à languir, et meurt » peu d'heures après. Quand on en fait la dissection, on voit » flotter dans le bas-ventre une aussi grande quantité de » sérosité que s'il avait été longtemps travaillé d'une espèce » d'hydropisie nommée *ascite....* » Et ailleurs, après avoir lié les veines jugulaires d'un chien avec un fil, il consigne « qu'il a observé que toutes les parties situées au-dessus de » la ligature s'étaient merveilleusement enflées et imprégnées » d'une sérosité claire et limpide.» Enfin, dit-il, « je laisse à » juger aux autres combien toutes ces choses peuvent servir à » découvrir *les causes* de l'hydropisie ascite, anasarque, etc.»

Bientôt après, vers la fin du xvii⁰ siècle, se présente Baglivi, qui, tout en apportant à la physiologie expérimentale des expériences utilisées plus tard par Haller dans la doctrine de l'irritabilité, s'engage aussi dans la pathologie

(1) Les belles expériences de Galien sur les fonctions de certains organes, et celles de Haller sur les propriétés de plusieurs tissus, appartiennent essentiellement à la physiologie, bien qu'on en puisse faire d'utiles applications à la pathologie expérimentale.

(2) Lower, *Traité du cœur*, trad. franç., 1669, pp. 124 et 125.

expérimentale. Cherchant à discerner les causes des différentes espèces de fièvres et de la variété de leurs symptômes,
il injecta, dans les veines des animaux, des liqueurs spiri-
tueuses, aromatiques, âcres, et observa ce qui se produisait.
Il croyait pouvoir susciter ainsi diverses espèces de fièvres (1).

En ces derniers temps, l'observation ayant rappelé l'attention sur les altérations du sang dans les fièvres (2), des
expériences analogues à celles de Baglivi ont été faites avec
divers agents, et surtout à l'aide d'injections de matières
putrides.

De ces injections dans les veines, van Swieten (3) a fait
une application qui, longtemps oubliée dans ses écrits,

(1) Georgii Baglivi *Opera omnia*, p. 53 : « Porro ut cognitio veræ causæ
» febrium magis illustretur certiorque reddatur, cœpi duobus abhinc annis
» nova nostra methodo febres in canibus aliisque animalibus excitare, infun-
» dendo in venas varii generis liquores, spirituosos, aromaticos, acres,
» acido-acres et similes ; eosdemque etiam cum cibo et potu miscendo, donec
» febris excitata sit : qua excitata, observo diligenter vehementiam ejusdem,
» inappetentiam, languorem, alvi siccitatem, tremoris periodos aliaque id
» genus accidentia, quæ pro diversitate liquoris aromatici quæ eisdem præ-
» betur, diversa solent apparere. »

(2) Gaspard, dans son mémoire intitulé : *Mémoire physiologique sur les
maladies purulentes, putrides* (*Journ. de phys.* de Magendie, Paris, 1822,
t. II, p. 1 et suiv.), rappelle que, « depuis que G. Vahrendorf a enivré des
» chiens, en 1642, en s'avisant de leur injecter du vin dans les veines, on a
» fait beaucoup d'essais en ce genre pour déterminer, d'une manière plus sûre
» et plus prompte, l'action de certaines substances étrangères susceptibles
» de pénétrer quelquefois dans les organes circulatoires par les voies longues
» et détournées de la digestion et de l'absorption. » Lui, injecta des fluides
animaux, soit naturels, soit maladifs ou décomposés ; et il apporta ainsi des
documents nécessaires à consulter pour toutes les théories de l'infection.

(3) Van Swieten, *Commentaria in Hermanni Boerhaavi Aphorismos*, t. II,
p. 654 : « Tentavi similia in canibus sæpius, vidique semper sanguinem
» inde grumescere, et per venas, semper latiores in suo decursu, ad cor dex-
» trum deferri, dein in pulmones : ibi autem hærebat, et post summas anxie-
» tates animalia hæc moriebantur, citius vel serius, prout major minorve
» talium coagulantium quantitas venis injecta, et diversa foret horum injec-
» torum efficacia. Poterit ergo et a talibus causis lethalis subito peripneumonia
» induci. »

a repris de nos jours une grande importance : van Swieten étudia les effets de la coagulation du sang ainsi déterminée chez le chien, et nota les accidents, le plus souvent mortels, qu'on décrit aujourd'hui sous le nom d'*embolies*. Mais c'est à M. Virchow, qui a pris une part si active au mouvement scientifique dans ces derniers temps, et, après lui, à ses élèves, qu'appartient réellement la découverte du mode de formation des embolies, dont il a produit expérimentalement les accidents, en introduisant dans les veines des matières solides, fibrine, caoutchouc, etc. (1).

Parmi les médecins français qui ont cherché à éclairer plusieurs phénomènes des maladies à l'aide de la méthode expérimentale, Nysten (2) mérite une mention particulière. Après avoir rappelé d'anciennes expériences de Redi, d'Antoine de Hide, de Rud. Jac. Camerarius, de J. J. Harder, de Lancisi, de Boerhaave, sur les effets de l'injection de l'air dans les veines, Nysten étudia comparativement les effets des injections d'air atmosphérique et des injections de plusieurs gaz (oxygène, azote, hydrogène, etc.). Il continua ses études sur l'action de ces différents gaz, dans ses recherches sur les maladies des vers à soie.

C'est surtout à Magendie (3) qu'il faut faire une grande place ; ses ouvrages sont une mine de pathologie expérimentale. Non que les inductions qui l'ont conduit, et les conséquences qu'il a tirées soient toujours rigoureuses ; mais il ne cessa de créer des états morbides avec l'intention de les comparer aux états de la pathologie humaine. Nul n'a étudié

(1) Cöhn, *Klinik der embolischen Gefäskrankheiten*. Berlin, 1860.

(2) Nysten, *Recherches de physiologie et de chimie pathologiques*, in-8, 1811.

(3) Magendie, *Phénomènes physiques de la vie*. Paris, 1842. — *Leçons sur le système nerveux*. Paris, 1839. — *Journal de physiologie*. Paris, 1821 à 1831.

avec plus de soin les altérations produites dans le sang par les injections des acides, du charbon, des alcalis, du mercure, des matières grasses, des gaz, des liqueurs alcooliques et des matières putrides. On le voit, injectant de l'eau dans les veines d'un chien, songer aussitôt à employer contre la rage, sans succès il est vrai, ce moyen qui débilitait et calmait l'animal; on le voit défibriner le sang, rendre à l'animal ce sang ainsi appauvri, et déterminer des inflammations, notamment des conjonctivites et des pneumonies, états remarquables qu'il a rapprochés des rougeurs morbides et des engouements pneumoniques observés dans les fièvres typhoïdes, dans le typhus et dans d'autres affections. Magendie poursuit particulièrement, pour me servir de son expression, les phénomènes physiques de la vie; mais nous, dans ses recherches, nous trouvons, et c'est ce qui nous importe, toute sorte de phénomènes de pathologie.

Dans ses belles et savantes études sur la physiologie, M. Flourens a fait aussi de nombreuses applications à la pathologie, que j'aurai souvent l'occasion de citer. Je me borne à rappeler aujourd'hui celles qui sont relatives aux lésions du système nerveux (1) et aux effets de la présence des corps étrangers, du pus, sur les membranes du cerveau et dans le cerveau lui-même.

M. Claude Bernard, disciple et émule de Magendie, est au premier rang parmi les médecins physiologistes qui ont agrandi, dans ces derniers temps, par d'heureuses découvertes, le domaine de la médecine expérimentale. Je vous engage à lire et à méditer les leçons qu'il a faites au Collége de France sur cette branche des connaissances humaines,

(1) Flourens, *Recherches expérimentales sur les propriétés et les fonctions du système nerveux chez les animaux vertébrés*, 2ᵉ édition. Paris, 1842.

et qui ont été reproduites par un médecin anglais dans le *Medical Times* (1). Je ne puis indiquer ici toutes les maladies sur lesquelles, à l'aide d'expériences sur les animaux, notre grand physiologiste a projeté de vives lumières. Il me suffira de rappeler que la théorie de la glycosurie a acquis un grand caractère de certitude par suite d'expériences devenues célèbres ; que l'influence des lésions du système nerveux sur la production de certaines inflammations et de quelques hydropisies, à peine soupçonnée, ou seulement entrevue par les pathologistes, est devenue évidente à l'aide d'expériences dont je signalerai ici seulement quelques résultats. Ainsi, M. Cl. Bernard a montré que l'ablation des ganglions cervicaux du grand sympathique donnait rapidement lieu à un épanchement dans le péricarde ; que la pleurésie et la péricardite avec formation de pus et de fausses membranes pouvaient être la suite de l'ablation du ganglion cervical inférieur et du premier thoracique ; que l'ablation de ce dernier ganglion donnait lieu à des hémorrhagies dans l'intestin grêle ; que l'ophthalmie et la conjonctivite pouvaient être déterminées par la section de la portion cervicale du grand sympathique ; enfin M. Cl. Bernard a démontré que ces maladies consécutives aux lésions de certaines parties du système nerveux se développaient d'autant plus facilement, que les animaux étaient plus faibles, et que, pour tel animal chez lequel les accidents n'avaient pas apparu, il suffisait de le mettre à jeun pendant deux ou trois jours, pour que survinssent des inflammations violentes et purulentes. Ces faits, rapprochés des expériences

(1) *Lectures on experimental pathology and operative physiology delivered at the College of France, during the winter session,* 1859-60, by M. Cl. Bernard. Consultez, en outre : *Leçons sur les effets des substances toxiques et médicamenteuses,* par M. Cl. Bernard Paris, 1857, in-8.

que Magendie et moi avons faites, il y a une quinzaine d'années, sur des chevaux atteints de morve chronique, qui, soumis à l'abstinence, ne tardaient pas à être frappés de morve aiguë avec inflammation des organes de la respiration, et des observations cliniques qui ont montré que, sous l'influence d'une diète trop sévère, à la suite des grandes opérations, il survenait des fièvres purulentes et des inflammations presque constamment mortelles, ces faits, dis-je, ne peuvent manquer de modifier profondément les opinions qu'on s'était formées sur l'étiologie et la théorie des inflammations.

Les belles expériences de M. Brown-Séquard sur diverses paralysies, suite de sections de la moelle épinière, et sur les convulsions épileptiformes consécutives à la lésion de certains nerfs, sont aussi de nature à éclairer les maladies de l'homme qui présentent des phénomènes analogues (1).

M. Longet, dans ses recherches expérimentales, a fait des remarques intéressantes sur le mode de production de quelques phénomènes qui suivent les lésions du système nerveux, et, en particulier, sur une nouvelle cause de l'emphysème du poumon (2).

Des tentatives ont été faites pour développer certaines altérations le plus souvent diathésiques. M. Cruveilhier, poursuivant l'idée de provoquer artificiellement des tubercules dans les poumons en injectant du mercure dans les

______

(1) Brown-Séquard, *Recherches expérimentales sur la production d'une affection convulsive épileptiforme, à la suite de lésions de la moelle épinière.* Paris, 1855. — *De la transmission par hérédité chez les mammifères, et particulièrement chez les cochons d'Inde, d'une affection épileptiforme produite chez les parents par des lésions traumatiques de la moelle épinière* (Comptes rendus de la Société de biologie, t. I de la 1re série, 1860, p. 194).

(2) Longet, *Sur une nouvelle cause d'emphysème du poumon* (Comptes rendus des séances de l'Académie des sciences 1842).

ramifications bronchiques et jusque dans les cellules pul-
monaires, a vu se former un produit dont il a étudié les
analogies et les différences avec la matière tuberculeuse (1).
Enfin rappellerai-je que, dans un travail publié en 1823,
j'ai montré par des expériences sur les oiseaux qu'on pouvait faire naître des dépôts salins dans les tissus fibreux
voisins des articulations, et d'autres produits morbides
dans les articulations elles-mêmes, en introduisant des
corps étrangers dans leur voisinage (2)?

J'ai déjà dit que la réparation naturelle des lésions est un
vaste champ pour la pathologie expérimentale. Ainsi, les
expériences de Porta sur le développement des vaisseaux
collatéraux, après la ligature des artères, celles de M. Jobert
(de Lamballe) sur les sutures intestinales, ont augmenté la
connaissance des ressources de la nature, si importante dans
la médecine ; ainsi, la consolidation des fractures a été étu-
diée par Duhamel, par Fougeroux, et, plus récemment, par
M. Jobert (de Lamballe) ; ainsi, le rôle du périoste dans la
reproduction des os est devenu, par les beaux travaux de
M. Flourens et de M. Ollier (de Lyon) (3), le point de départ
de méthodes chirurgicales qui conservent les membres
là où jadis on était obligé de les sacrifier.

Les phénomènes de l'abstinence et de l'inanition ont reçu
la plus vive lumière des expériences de Chossat (de Ge-
nève) (4). Il a constaté expérimentalement sur les animaux

(1) Cruveilhier, *Traité d'anatomie pathologique générale.* Paris, 1862,
t. IV, p. 544.
(2) Rayer, *Mémoire sur l'ossification morbide considérée comme une
terminaison de l'inflammation* (Archives générales de médecine, 1823).
(3) Ollier, *De la production artificielle des os au moyen de la transplan-
tation du périoste et des greffes osseuses* (Comptes rendus des séances et
Mémoires de la Société de biologie, t. V, 2ᵉ série, 1859).
(4) Chossat, *Recherches expérimentales sur l'inanition* (Mémoires pré-
sentés par divers savants à l'Académie des sciences, t. VIII, 1843).

(mammifères et oiseaux) non-seulement la diminution et la disparition de la graisse, mais encore la diminution de poids et de volume, avec atrophie de l'intestin, du cœur, du foie, de la rate, du pancréas et des muscles.

Magendie a reconnu que l'alimentation exclusive par des matières grasses amenait, comme l'injection de matières grasses dans le sang, la dégénérescence graisseuse du foie ; et M. Magnus Huss et d'autres observateurs ont pu produire plusieurs des altérations chroniques de l'alcoolisme en soumettant des animaux à l'action prolongée de l'alcool.

Dans ses curieuses expériences sur la production artificielle du rachitisme chez les animaux, communiquées à l'Académie de médecine en 1838, M. Jules Guérin est parvenu, à l'aide d'un système d'alimentation particulier, à produire chez les chiens le rachitisme, avec tous les symptômes et les caractères anatomiques qu'il présente chez l'homme.

Les beaux travaux d'Orfila (1) sur la toxicologie générale, ayant eu pour but d'éclairer l'histoire des empoisonnements chez l'homme par l'étude des accidents qu'ils produisent chez les animaux, constituent réellement une conquête importante de la pathologie expérimentale.

Enfin les expériences de Magendie et de M. Flourens et les études de Giacomini (2), sur les effets des médicaments chez les animaux et chez l'homme, rapprochés des faits cliniques, ont constitué la *thérapeutique expérimentale comparée*, complément de la pathologie expérimentale. C'est toujours la même pensée : éclairer l'observation directe sur l'homme par l'expérience sur les animaux.

(1) Orfila, *Traité des poisons tirés des règnes minéral, végétal et animal, ou toxicologie générale*, 3ᵉ édit. Paris, 1826.

(2) Giacomini, *Traité philosophique et expérimental de matière médicale et de thérapeutique*, traduit en français par Mojon et Rognetta. Paris, 1839.

Voilà, de tous côtés, de la pathologie artificielle sans doute, mais très réelle, qui est exposée à notre vue, et dont il faut tirer un parti systématique pour le bien de la médecine de l'homme. Examinons les matériaux, classons-les, établissons les rapprochements qu'ils comportent, et nous en verrons jaillir aussi bien des enseignements pour mieux savoir, que des indications pour chercher d'une manière plus sûre et cheminer moins à tâtons dans cette voie si féconde d'investigation.

Ayant défini au début de cette leçon la médecine comparée, et indiqué les deux sources essentielles dont elle provient, à savoir, la pathologie comparée et la pathologie expérimentale, il est évident que c'est d'après cette définition et cette origine que doit être constitué le cours dont je suis chargé de tracer les premiers linéaments.

L'idée fondamentale est d'employer au service de l'homme malade tout ce qu'il y a chez les animaux de faits et de doctrines pathologiques applicables. Le champ est très vaste ; et, pour cette année, je choisis un certain nombre de sujets que je vais indiquer. Mais il importera, d'année en année, d'agrandir et de régulariser la matière, et d'y donner au fur et à mesure place aux recherches qui auront fructifié scientifiquement. La médecine comparée est toujours ouverte aux apports de la pathologie comparée et de la pathologie expérimentale.

Les *maladies transmissibles des animaux à l'homme* m'occuperont d'abord ; elles ne peuvent être examinées dans l'homme seul, il faut passer à l'animal qui en est la source. C'est là que le médecin doit aller chercher la connaissance des caractères fondamentaux ; c'est là qu'à l'aide d'observations et d'expériences, il peut pénétrer dans la nature de ces graves affections ; c'est là qu'il aperçoit les modifications qu'elles éprouvent sous l'influence de la variété des espèces animales ; c'est là qu'il travaille avec le plus de sûreté et de sécurité à en éclairer le traitement.

Dans l'histoire de ces maladies transmissibles, le fait le plus important, à beaucoup près, est la grande découverte de la vaccine. C'est jusqu'à présent la seule transmission pathologique de l'animal à l'homme qui soit salutaire ; et on la doit au génie de Jenner. Les discussions qui s'élèvent journellement montrent que des travaux secondaires sont encore nécessaires, et que l'intervention des médecins et des vétérinaires est indispensable pour élucider l'origine de ce singulier et utile virus, la fréquence de son apparition sporadique et épizootique, sa coïncidence ou non avec des épidémies de variole, et la persistance ou non de son énergie primitive.

N'est-ce pas un fait bien digne d'être médité que le développement spontané de la rage soit particulier aux espèces du genre *Canis*, au chien, au loup, au renard ; que la rage se modifie dans ses symptômes d'une manière remarquable et même si profondément, que les envies de mordre n'ont pas lieu chez l'homme ni chez les ruminants ; et que, d'après quelques observateurs, la salive même cesse d'être chargée du virus rabique dans certaines espèces ; que le développement spontané de la morve n'ait lieu que chez les solipèdes, cheval, âne et mulet ; que, sans leur être exclusivement propres, les affections charbonneuses attaquent surtout l'espèce bovine et les moutons ; que le cow-pox, lorsqu'il prend naissance chez le cheval, au lieu d'attaquer exclusivement les mamelles et les parties génitales, se montre spécialement au paturon ; et qu'une même maladie très contagieuse entre les bœufs, le typhus, ne se transmette point évidemment à l'homme, de même qu'une affection ayant les mêmes caractères symptomatiques, le typhus de l'homme, ne se propage point aux animaux ?

Je m'étendrai moins sur certaines maladies, telles que la maladie aphtheuse (1) qu'on a observée chez les animaux, et quelquefois chez l'homme. Elle n'offre point un intérêt spécial, soit par sa gravité, soit par les circonstances dans lesquelles elle se produit.

Je présenterai, avec d'assez grands développements, l'histoire du *cow-pox* chez la vache, et celle des maladies qu'on a confondues sous les noms vulgaires de *grease* (Angleterre), d'*eaux aux jambes* (France), de *Mauche* (Allemagne), et dont une (*vesicle equina*, Ceely) n'est autre que le cow-pox développé spontanément chez le cheval, tandis que les autres rappellent l'eczéma impétigineux ou des inflammations artificielles, d'abord aiguës, mais susceptibles de passer à l'état chronique.

J'entrerai aussi dans d'assez longs détails sur l'histoire de la clavelée, maladie qu'un certain nombre d'auteurs ont considérée comme étant une variole modifiée dans son expression symptomatique et même dans sa nature, sous l'influence de l'organisme dans lequel elle s'est développée. A cette occasion, j'aborderai une des questions les plus graves et les plus importantes de la médecine comparée, question qui peut se formuler de la manière suivante : La *variole de l'homme*, le *cow-pox*, la *vesicle equina*, la *clavelée*, la *variole du porc*, et la *variole des oiseaux* (2), sont-ils des

(1) Rayer, *Sur l'épizootie* (*maladie aphtheuse*, cocotte des nourrisseurs, *fonzetto* des Italiens, *hitzige Klauenseuche*, *Maulseuche* ou *Maulweh* des Allemands) *qui a régné à Paris dans les derniers mois de* 1838 *et pendant le* 1er *semestre de* 1839, avec planches (*Archives de médecine comparée*, Paris, 1843).

(2) Rayer, *Recherches sur la maladie dite variole des oiseaux* (Mémoires de la Société de biologie, 1re année, 1849, t. I, Paris, 1850).

maladies spéciales, constituant des individualités morbides essentiellement différentes, ou bien sont-ils des états pathologiques se rattachant, par leur principe, à une même contagion, mais dont les effets sont rendus distincts par la différence des organismes? Pour éclairer cette question, il faudra nécessairement rechercher les cas de coïncidence ou de non-coïncidence de ces épizooties éruptives, observées sur la vache, le cheval, le mouton, le porc et les oiseaux, avec les épidémies de variole chez l'homme. Il faudra aussi recourir à des expériences propres à démontrer que les virus de ces maladies peuvent ou non se développer côte à côte sur un même animal, en suivant chacun une marche plus ou moins indépendante.

Viendra ensuite l'histoire des maladies charbonneuses, si funestes aux animaux et à l'homme.

Une seconde partie de ce cours, sur les maladies des animaux transmissibles à l'homme, sera consacrée à l'étude de la transmission des gales des animaux à l'homme, c'est-à-dire à l'histoire de certains arachnides qui, transportés sur l'homme, peuvent vivre sur lui comme sur les animaux, ou y vivre seulement pendant un certain temps, donnant lieu, dans le premier cas, à des éruptions semblables à la gale de l'homme et à celle des animaux dont ils proviennent, et, dans le second, produisant des éruptions passagères vésiculeuses ou papuleuses, plus ou moins prurigineuses, mais différant par leurs caractères essentiels de la gale de l'homme.

S'il y a des maladies transmissibles des animaux à l'homme, il y en a aussi de transmissibles de l'homme aux animaux.

Parmi les fièvres éruptives de l'homme, la variole est la seule sur laquelle on ait fait d'assez nombreuses expériences pour établir la possibilité de la transmission de cette maladie de l'homme à certaines espèces animales, telles que le singe, la vache, le porc, etc., chez lesquels elle présente les symptômes qui la caractérisent chez l'homme, soit comme variole légitime, soit comme variole modifiée, selon les conditions de son développement. A cette occasion, je reviendrai sur la question encore controversée de la prétendue identité de la variole et du cow-pox, et j'établirai que des expériences positives, faites sur la vache et parfois sur l'homme, ont démontré de la manière la plus évidente que la vaccine et le cow-pox modifiaient la variole dans son évolution, la réduisant à l'état de varioloïde, lorsque l'inoculation de la vaccine est faite dans la période de la fièvre primaire varioleuse.

Des expériences récentes paraissent avoir démontré que la syphilis de l'homme pouvait être transmise par une inoculation à certains animaux, chez lesquels on a observé, non-seulement les accidents primitifs, mais encore des accidents secondaires et tertiaires. Ces expériences ont besoin d'être répétées, et non pas pour un simple but de curiosité. On sait, en effet, que certains animaux, le chien, le lièvre, le bœuf, le cheval, sont sujets à des blennorrhagies et à des ulcérations aux parties génitales, qu'on a cru pouvoir rapprocher d'affections analogues observées chez l'homme, et qui en diffèrent cependant, malgré leur contagiosité, par un caractère très important, par l'absence des symptômes secondaires ou tertiaires, si communs chez l'homme après les infections syphilitiques.

Les distinctions que les syphilographes les plus autorisés ont établies entre les diverses inflammations contagieuses

des parties génitales de l'homme, prennent donc une nouvelle force dans l'étude comparative de ces affections avec
les inflammations virulentes observées aux parties génitales
chez les animaux.

On a cité quelques exemples d'autres maladies de
l'homme, comme pouvant se transmettre aux animaux
mammifères. Ces faits peu nombreux vous seront communiqués, et je chercherai à en apprécier la valeur.

Si le temps le permet, j'aborderai, cette année, deux
autres points très importants que la médecine comparée
a éclairés d'un jour nouveau. Je veux parler de l'étude
des altérations que détermine chez l'homme et chez les
animaux la présence des helminthes qui leur sont communs, soit sous forme de larves, soit à l'état adulte.
A cette occasion, j'entrerai dans quelques détails au sujet
du passage des œufs et des larves de certains helminthes,
de l'intérieur du corps des animaux ou de leurs produits
dans le corps de l'homme. Je m'attacherai surtout à vous
faire connaître les observations et les expériences qui ont
été faites dans ces derniers temps sur le passage de certains helminthes des animaux chez l'homme.

Enfin, si les études de médecine comparée vous inté-
ressent, et que ma santé me permette de rapprocher les
leçons, je terminerai par une étude comparative des calculs
de l'homme et des animaux. J'espère établir par des faits
positifs ou par des expériences, que les différences des
dépôts et des calculs urinaires des diverses espèces d'animaux et de l'homme trouvent surtout leur cause dans la
différence des boissons et de l'alimentation, et dans l'exis-
tence ou l'absence de certaines diathèses, et que c'est, en
général, en modifiant l'alimentation chez l'homme, qu'on
doit arriver le plus sûrement à prévenir le développement

des diverses espèces de gravelle et de calculs; reconnais-
sant toutefois que certaines dispositions générales de l'organisme, les diathèses chez l'homme, ignorées ou peu connues
chez les animaux, et diverses affections des voies urinaires qui entraînent la décomposition de l'urée dans
l'urine, peuvent agir en dehors de l'alimentation, dans la
production d'un petit nombre de ces corps étrangers. La
médecine comparée fournit les moyens de ces importantes
déterminations.

Sans me laisser arrêter par la crainte de prolonger cette
leçon, je vais essayer de la résumer en quelques mots.

Vous avez vu comment Hippocrate et Galien avaient
indiqué les avantages qu'on pouvait retirer de la comparaison des maladies de l'homme et des animaux; et comment, plusieurs siècles après, des médecins célèbres, tels
que Lancisi, Ramazzini, etc., en se livrant à l'étude
des épizooties, et, à leur exemple, plusieurs médecins non
moins célèbres, tels que Vicq d'Azyr, Camper, etc., ont
contribué à fonder la pathologie comparée, en rapprochant
l'étude des épizooties de celle des épidémies.

Vous avez dû remarquer aussi que les Académies n'étaient
pas restées indifférentes au mouvement scientifique qui avait
dirigé certains esprits vers les études de médecine comparée; et que plusieurs d'entre elles, parmi les plus célèbres,
en proposant comme sujet de prix des questions relatives
aux maladies de l'homme et des animaux, avaient favorisé
singulièrement le développement de cette nouvelle branche
des connaissances médicales, en même temps qu'elles en
faisaient sentir toute l'importance; et qu'à dater de cette
époque, une foule de travaux étaient venus enrichir la
science des maladies de l'homme et de celles des animaux.

A côté de la pathologie comparée s'est ouverte la voie de la pathologie expérimentale ; et l'étude des maladies artificielles, instituée pour éclairer l'étude des maladies naturelles, a été commencée et elle se poursuit activement.

De la sorte est née la médecine comparée. J'ai montré l'étendue de son domaine, j'ai marqué son but et signalé les heureuses applications qui en avaient déjà été faites à la connaissance des maladies de l'homme, à la thérapeutique et à l'hygiène publique.

Le temps était donc mûr pour la création d'une chaire de médecine comparée. Dans la dépendance mutuelle où sont les sciences, souvent il arrive que l'une est pour l'autre une sorte d'instrument de culture et de développement. C'est ici le cas de la pathologie comparée et de la pathologie expérimentale ; elles forment par leur jonction un instrument dont la puissance peut s'appliquer à la médecine. Comme le microscope, elles grossissent, elles manifestent, elles éclairent. C'est donc un pressant devoir de les introduire dans l'enseignement, de les populariser dans nos écoles, et d'en munir ceux qui, tout à l'heure, vont sortir médecins et être chargés de la santé et de la vie de leurs semblables.

FIN.

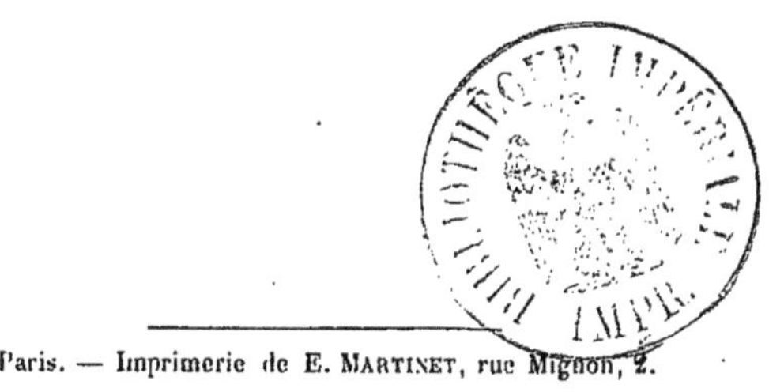

Paris. — Imprimerie de E. MARTINET, rue Mignon, 2.

 www.ingramcontent.com/pod-product-compliance
Ingram Content Group UK Ltd.
Pitfield, Milton Keynes, MK11 3LW, UK
UKHW020940120726
13693UKWH00004B/1453